SUR UNE
FORME D'ARTHROPATHIE

PAR

A.-J.-M. COLLETTE

Docteur en médecine de la Faculté de Paris
Interne en médecine et en chirurgie des hôpitaux de Paris,
Médaille de bronze de l'Assistance publique.

PARIS
ADRIEN DELAHAYE, LIBRAIRE-ÉDITEUR
PLACE DE L'ÉCOLE-DE-MÉDECINE.

1872

SUR UNE
FORME D'ARTHROPATHIE

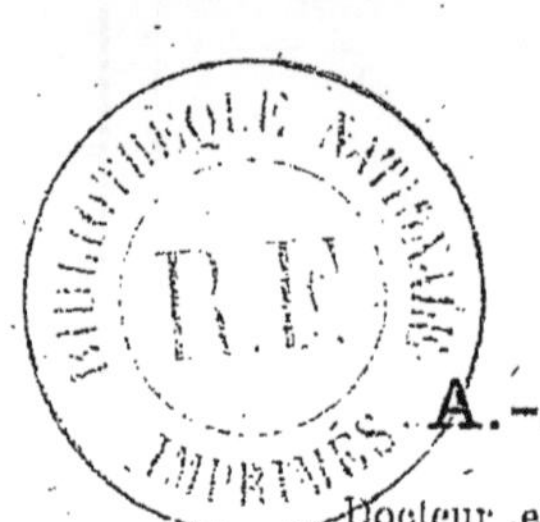

PAR

A.-J.-M. COLLETTE

Docteur en médecine de la Faculté de Paris
Interne en médecine et en chirurgie des hôpitaux de Paris,
Médaille de bronze de l'Assistance publique.

PARIS
ADRIEN DELAHAYE, LIBRAIRE-ÉDITEUR
PLACE DE L'ÉCOLE-DE-MÉDECINE.

1872

SUR UNE

FORME D'ARTHROPATHIE

AVANT-PROPOS.

L'observation clinique démontre combien, hormis le cas de traumatisme, les arthropathies sont rares en tant que phénomènes morbides isolés ou indépendants. Soit que la maladie articulaire dérive d'une affection constitutionnelle ou générale, soit qu'elle coïncide simplement avec d'autres accidents, représentant alors les effets disséminés et multiples d'une même cause pathogénique, soit enfin que par le seul fait de son existence elle entraîne des modifications fâcheuses dans la structure et la forme des organes voisins, la physionomie de ses associations symptomatiques est aussi variée et mobile que celle des désordres matériels. Comment n'être point frappé des troubles cardiaques, des perturbations de la puissance nerveuse, des éruptions passagères qui accompagnent les arthrites rhumatismales? Les tissus synoviaux et l'articulation du genou en particulier deviennent aisément malades, dans le cours d'une blennorrhagie. On sait depuis quelques années que les lésions du système nerveux central et périphérique engendrent des arthropathies (Charcot, Mitchell, Michaux) ; enfin ou bien en changeant les conditions normales d'équilibre et de progression, ou bien en atteignant par droit de voisinage les points d'ossification chez les jeunes sujets, les tumeurs blanches amènent un développement inégal des parties symétriques ou une déformation persistante du squelette. Telles sont les coxalgies pour les os du bassin.

L'étude des relations que présentent entre elles des altérations pathologiques contemporaines ou successives est aujourd'hui à l'ordre du jour ; il serait fort intéressant à coup sûr de réunir dans un travail d'analyse et de critique tous les documents nouveaux sur la question des arthropathies, de leur pathogénèse et de leurs résultats. Mais pour rendre cette œuvre véritablement fructueuse, il faudrait plus d'autorité et d'expérience que je ne puis en avoir : aussi me contenterai-je d'étudier une forme de mono-arthrite dans ses rapports avec une lésion des muscles et du tissu cellulaire sous-cutané. Après avoir indiqué les caractères généraux de cette dernière et l'avoir comparée aux dystrophies analogues, nées sous d'autres influences pathologiques, j'essayerai de découvrir son mode de production.

C'est pendant mon internat à l'hôpital Beaujon, que, sous l'impulsion de mon maître, le professeur Gubler, j'ai commencé et fini ce travail : bien souvent j'ai mis à profit ses leçons et ses conseils. Je saurai conserver de sa bienveillance un souvenir plein de charme.

CHAPITRE PREMIER.

Dans le cours de certaines phlegmasies monoarticulaires et sous des influences morbides encore mal déterminées, les différents groupes musculaires disposés autour de la jointure malade, s'atrophient en même temps que la couche de tissu cellulo-adipeux qui double la peau devient plus épaisse. Fait important, sur lequel M. Gubler attira le premier notre attention, et que nous allons étudier.

La lésion des muscles a pour conséquence l'amoindrissement du membre : à la première inspection il est facile de reconnaître que les saillies musculaires se sont effacées et que des méplats remplacent les reliefs normaux. On constate à la mensuration une différence de plusieurs centimètres, quand les circonstances sont bien favorables, entre le membre sain et celui où se localise la maladie. Ce changement de volume est en rapport avec une altération nutritive, non pas uniforme, mais assez régulièrement distribuée. Nous avons eu cependant dans le service de l'hôpital Beaujon un malade atteint d'une monoarthrite du genou gauche, qui présentait une atrophie prépondérante du triceps crural, surtout dans ses faisceaux internes. C'est une notion positive en pathologie, que certains muscles souffrent davantage, dans des conditions morbides identiques, que le deltoïde dans les maladies de l'épaule ; les fessiers pour celles de la hanche et le droit antérieur au genou sont toujours plus profondément modifiés : ce fait que je rappelais n'a donc rien d'exceptionnel. La participation de tous les groupes musculaires à la déchéance matérielle a pour corollaire l'absence de positions fâcheuses et permanentes : sans doute, comme dans toutes les arthropathies, on peut observer des attitudes vicieuses, mais elles se lient à des déformations des surfaces articulaires ou aux changements de rapport des moyens d'union. Aussi la volonté du malade n'a-t-elle aucune prise sur elles ; il est impossible à un certain moment de ramener les membres à leur rectitude normale et toutes les tentatives sont douloureuses. Dans l'atrophie musculaire progressive, ces trois caractères font défaut parce que la raison anatomique des attitudes vicieuses est alors l'intégrité de certains muscles, triomphant de leurs antagonistes tombés en macilence. Supposons une déformation de la main:

librement le malade pourra rendre à cette sorte de griffe une forme plus humaine, de même qu'on ramènera toutes les parties à leur direction régulière par des manœuvres très-simples et sans causer la plus légère souffrance.

Je ne sais à quelle particularité de structure correspond cette atrophie, mais il paraît fort plausible d'admettre une diminution de volume des fibres musculaires primitives. Nous manquons des éléments de certitude que fournirait l'examen anatomo-pathologique ou l'exploration sur le vivant par la méthode de M. Duchenne (de Boulogne) : mais notre hypothèse s'appuie sur la relation de faits analogues. Les études microscopiques ont appris que les influences pathologiques entraînent d'ordinaire une altération des fibres contractiles avec ou sans substitution graisseuse, et multiplication des noyaux du sarcolemme : en d'autres termes, au point de vue des apparences les plus grossières, il y aurait une tendance à l'équilibration, des éléments histologiques spéciaux faisant place à des éléments vulgaires et accessoires. Aussitôt après l'apaisement des phénomènes douloureux, nous avons vu l'une de nos malades essayer des contractions avec les muscles de l'avant-bras : si le poignet n'a pas répondu de suite, l'immobilité n'était pas complète et l'on voyait à la face palmaire de l'avant-bras une ondulation qui indiquait l'activité des muscles fléchisseurs ; ce qui autorise à penser qu'il n'y a pas une désorganisation profonde des organites contractiles.

Le tissu cellulaire sous-cutané forme une couche plus épaisse : il semble plus dur, sa trame plus serrée, plus consistante. Lorsqu'on saisit la peau, elle glisse facilement sur les parties profondes, mais on dirait qu'elle se couvre de rides moins nombreuses, à la façon de ces énormes visages déformés par un embonpoint maladif ; c'est une sorte de migration par plaques. J'expliquerais volontiers ce phénomène de la manière suivante : le feuillet cutané se rattache aux aponévroses par une couche très-lâche à sa partie profonde, plus dense en sa partie superficielle, dite encore aérolaire. La lamelle conjonctive præ-aponévrotique serait épargnée et ainsi se justifierait la persistance de la faculté de déplacement d'une enveloppe tégumentaire épaissie et ferme.

Ce point n'est pas sans quelque importance, parce que dans plusieurs conditions spéciales sur lesquelles nous insisterons, nous retrouvons une densité plus considérable de la peau, mais on la croirait collée aux plans sous-jacents, elle n'est plus mobile. Au voisinage des vieux ulcères, on observe des callosités plus ou moins saillantes, d'un ton violacé : elles sont constituées par un tissu dépourvu d'élasticité, d'une consistance uniforme et se confondant avec des couches plus profondes.

Mon savant maître, le professeur Gubler, a fait

construire un compas d'épaisseur, qui permet d'apprécier d'une façon rigoureuse la différence du pannicule sous-cutané dans les points symétriques.

Aujourd'hui que tous les cliniciens ont de sérieuses préoccupations d'exactitude, il est opportun de soumettre au contrôle d'un instrument de précision un phénomène morbide encore discutable. Il s'agit donc moins d'enchâsser quelques chiffres dans une observation que de sortir des approximations vagues et de leur substituer des résultats mathématiques. Nous donnerons ces détails à propos de chaque cas particulier.

La peau semble conserver ses aptitudes physiologiques. Nous avons armé de deux épingles les branches du compas d'épaisseur et à l'aide de cet asthésiomètre imparfait nous avons exploré avec soin la sensibilité tactile : nous ne saurions formuler d'autre conclusion, il n'y avait pas de différence positive. Quant au sens dolorifique, il était exalté, même à un haut degré : chez notre première malade, pendant une assez longue période de temps, le simple toucher de la main et de l'avant-bras était pénible. Kammler a dernièrement cherché quelle était la plus petite pression que dans l'état de santé l'homme était susceptible d'apprécier. Il serait arrivé à ce résultat intéressant que les régions les plus sensibles à cette forme d'excitant ne correspondent pas à celles que Weber avait reconnu douées du sens tactile le plus exquis.

Nous n'avons pas soumis nos malades à l'épreuve proposée par Kammler. Quant à la température de la peau, elle dépasse la moyenne physiologique lorsque les accidents inflammatoires débutent : à une période plus avancée, elle est inférieure à celle de la région symétrique, et cette différence est appréciable à la main.

La pression n'amène aucun changement; elle ne détermine pas cette excavation en godet qui caractérise l'œdème ; même dans un cas, la main étant œdématiée et le pannicule sous-tégumentaire de l'avant-bras modifié dans le sens dont il s'agit, le contraste était évident. Aussi ne saurait-on imputer l'épaississement de la couche celluleuse sous-cutanée, à une variété d'œdème; avec mon maître, le professeur Gubler, je crois à une surcharge graisseuse des aréoles connectives. La polysarcie locale se lie à la réplétion des loges du tissu cellulaire par une substance demi-molle, ce qui rend compte de l'augmentation de résistance au doigt, de l'inefficacité de la pression à creuser des godets. Autrement, il faudrait admettre une augmentation de densité du tissu cellulaire, les mailles qu'il circonscrit seraient plus étroites : mais si les cordes fibreuses qui unissent la peau aux aponévroses se multipliaient et augmentaient de volume, sans aucun doute le feuillet tégumentaire serait immobilisé. Dans l'atrophie lamineuse progressive, lorsque le tissu adipeux a disparu, et qu'il reste encore une charpente connective un peu épaisse, la peau, obéissant à une sorte de mouvement concentrique, se déprime, et adhère plus intimement aux os de la face. Si l'on invoquait les recherches de Chevreul sur la constitution variable du tissu adipeux, on proposerait une solution aussi hypothétique mais de plus insuffisante ; on ne rendrait pas compte de l'épaississement, on expliquerait l'augmentation de consistance, puisque nous savons combien la proportion des acides gras unis à la glycérine, change d'une espèce animale à l'autre, que la variabilité de ces rapports engendre l'inégale dureté du tissu adipeux. Dans ce courant d'idées, on imaginerait que la maladie a bouleversé le mode ordinaire des combinaisons chimiques normales. Je préfère rattacher à un phénomène unique la double particularité que présentent la peau et ses fascia superficialis.

On ne saurait trop mettre en relief l'importance et la singularité de cette combinaison symptomatique, atrophie musculaire, polysarcie sous-cutanée. Rien de plus banal que l'émaciation dans les maladies, et la physiologie expérimentale fait prévoir que la graisse doit disparaître la première. — Toute affection un peu longue, qui retient les malades à l'hôpital, les place dans les conditions d'un animal soumis à une alimentation insuffisante (loin de moi l'intention de condamner le régime alimentaire hospitalier; la douleur, la fièvre, la dyspepsie, en prenant le mót digérer dans son acception la plus générale, sont les seuls ennemis que j'aie à dénoncer) : or, Chossat a parfaitement établi que la réserve graisseuse disparaissait en premier lieu et presque en totalité. Pour choisir une maladie à localisation articulaire, je rappellerai combien l'atrophie des membres est profonde, dans un rhumatisme aigu généralisé; la peau reste mince cependant et l'on peut en faire de longs plis, comme avec l'enveloppe d'un sac vide, lorsqu'on explore la face postérieure de la jambe. L'atrophie musculaire progressive semble, parmi les maladies chroniques, faire exception à la règle. Le tissu cellulo-adipeux s'amincit peu et très-lentement, fait dont la signification n'échappe pas au point de vue du diagnostic, et sur lesquels les pathologistes ont depuis longtemps fixé l'attention. Ainsi dans les circonstances réputées favorables, la lésion du pannicule sous-tégumentaire est graduelle, peu prononcée, mais on n'a jamais parlé de modifications en sens opposé : il n'y a pas d'obésité sous-cutanée.

De même, en publiant une curieuse observation de paralysie myo-sclérosique, M. Bergeron ajoutait qu'une peau mince et souple recouvrait des masses musculaires hypertrophiées au delà de toute mesure. Eulenbourg a raconté que chez l'un de ses malades, la contraction des gastrocnémiens faisait apparaître à la partie supérieure du mollet deux tumeurs du volume du poing. Là encore nous ne retrouvons pas le syndrome dont nous allons essayer d'indiquer la disposition topographique.

La variété des limites déjoue les prévisions : il est impossible de formuler une règle générale. L'altération peut rayonner en tous sens, s'étendre au-delà du membre auquel appartient l'articulation malade, ou se circonscrire à l'un de ses segments. Toutefois le tissu sous-cutané se charge toujours d'une moins grande quantité de graisse au niveau des jointures, ce qui tient à l'union plus intime des téguments et des plans ostéo-fibreux en ces points. Ce fait est constant, il se reproduit chez toutes les personnes fortement obèses. Nous avons, dans le service une malade chargée d'embonpoint : M. Gubler nous faisait observer dernièrement qu'à la hauteur des articulations radio-carpiennes la graisse semblait moins abondante : les poignets étaient comme étranglés par l'usage d'anneaux étroits, et cette disposition représentait, dans une certaine mesure, la déformation dite en dos de fourchette, caractéristique des fractures de l'extrémité inférieure du radius.

L'histoire de cette malade me conduit à répondre à une objection qu'il est facile de proposer. Libre dans ses évolutions, la maladie s'accompagnerait peut-être des syndromes que je décris, mais une compression vigoureuse, appliquée dans un but thérapeutique, rend la phrase symptomatique incomplète. Cette apparence nouvelle se peut déduire d'un fait général. Qu'une infiltration séreuse déforme les jambes, et qu'on place un lac circulaire à une certaine hauteur, l'œdème fera défaut en ce point. Sera-t-on autorisé pour cela à nier soit l'influence de certaines dyscrasies sur la production de l'œdème, soit l'action de la pesanteur sur le mode de distribution des hydropisies ? Un agent extérieur, une puissance accidentelle a changé l'aspect des parties malades. Pour apprécier les effets de la pression, il suffit de citer quelques expériences : lorsqu'on enfonce des chevilles d'ivoire dans le tissu osseux, pour guérir des pseudarthroses, on les retire après un court séjour avec des signes d'érosion. Savary rapporte dans les *Medico-chirurgical Transactions* (1864), qu'il faisait entrer des chevilles faites avec des morceaux d'os, dans des trous pratiqués dans le tibia d'animaux vivants, et qu'il voyait l'absorption de ces corps étrangers augmenter avec l'intensité de la pression exercée sur eux par l'os dans lequel ils avaient été plus ou moins violemment enfoncés. Du reste, les chirurgiens savent fort bien qu'une pression méthodique et prolongée atrophie les os, et ils ont proposé depuis longtemps de répartir la pression d'une façon non uniforme, de l'exagérer au niveau de la solution de continuité pour éviter les cals difformes. Dans les fractures des os de face, le tissu de cicatrisation osseuse est souvent trop abondant. De même en sera-t-il dans le cas d'une arthrite tendant à modifier le pannicule sous-cutané : une circonstance imprévue, indépendante de l'état morbide, s'est opposée à l'accomplissement de l'une de ses opérations les plus légitimes. Il est évident, du reste, que l'influence de ce modificateur ne rayonne pas au delà de son point d'application.

Après cette description rapide de l'habitude extérieure des membres, dans le cas de certaines mono-arthrites, je vais placer les observations. Elles sont peu nombreuses, à la vérité, mais elles suffisent pour mettre hors de doute la macilence musculaire, la polysarcie des lamelles connectives superficielles et la phlegmasie articulaire.

La première observation a été recueillie avec grand soin l'année dernière par mon distingué collègue, M. Langlet, dans le service de M. Gubler, qui a bien voulu nous la communiquer. Je la reproduis en entier.

Observation I.

Le nommé D..., âgé de 40 ans, couvreur, entre le 4 juillet 1871 à la salle Saint-Louis, hôpital Beaujon. Les antécédents du malade n'apportent rien d'intéressant pour son histoire. — Pas d'hérédité pathologique. — Il y a longtemps, le malade eut un chancre qui fut accompagné d'un bubon assez volumineux. Ce fut un chancre non infectant sans doute, car il ne fut suivi ni d'éruptions cutanées, ni de maux de tête, d'alopécie, etc.

Le malade se souvient d'avoir éprouvé, il y a trois ans, des douleurs à la région lombaire avec quelques élancements dans les genoux et des fourmillements dans les pieds. Pas de fièvre, pas de rougeur ni de gonflement aux jointures.

Aux environs du 15 juin sans aucun traumatisme, sans avoir subi de refroidissement, il ressentit une douleur au genou gauche. Dans l'exercice de sa profession, il s'appuie indifféremment sur le genou droit et sur le genou gauche.

La douleur s'accompagne bientôt de gonflement et de gêne à mouvoir la jambe. Pas d'écoulement uréthral. Au moment où le malade entre à l'hôpital. le genou est assez volumineux, il renferme un peu de liquide et autour de lui il y a de l'empâtement. On retrouve des traces de sangsues, de vésicatoire, de teinture d'iode vésicatoire.

15 juillet. La douleur ne cesse pas d'être extrêmement violente. Sous cette influence, le malade fléchit presque constamment sa jambe. Le pied est pâle, œdématié, le doigt y laisse son empreinte. On essaye de ramener le membre dans l'extension, mais la douleur est trop vive. — Injections de morphine dans la région malade. Tentative d'extension graduelle.

Août. On parvient à mettre la jambe dans une gouttière, plus tard on applique un bandage roulé compressif. L'œdème diminue, le genoux est moins douloureux; on ne sent plus de fluctuation. Au-dessus et au-dessous de l'articulation lésée, on trouve toujours un peu d'empâtement, sorte d'œdème dur, ne conservant pas l'impression du doigt.

Octobre. Appareil inamovible amidonné. — A la fin du mois, l'appareil retiré, on constate une anhylose imparfaite du genou : plus de liquide. Il est facile de sentir les os sous la peau et la partie inférieure et externe du genou reste encore douloureuse. La jambe fait avec la cuisse un angle très-obtus à sommet externe. Il y a probablement une augmentation de volume du condyle externe. — On essaye de modifier l'attitude en replaçant l'appareil.

Novembre. Le malade commence à se lever et marche avec son appareil. La station verticale amène promptement de la fatigue. — A cette époque on continue de remarquer la disposition du tissu cellulaire sous-cutané du membre inférieur gauche, son épaisseur considérable et l'atrophie évidente des muscles.

M. Gubler fait construire un compas d'épaisseur destiné à mesurer comparativement sur les deux membres inférieurs l'épaisseur de la peau doublée de son tissu cellulaire. On compare également les membres supérieurs, les glandes mammaires, les testicules, ces derniers organes ayant, dès le premier abord, paru offrir des différences d'épaisseur notables.

On fait un pli à la peau d'une certaine étendue ; à la base et sur chacune de ses faces on vient appliquer l'extrémité des branches du compas d'épaisseur. On rapproche l'une de l'autre les deux barres parallèles qui garnissent l'extrémité de ces branches, autant qu'on peut le faire sans causer de sensation pénible et on constate alors la mesure donnée par une tige graduée. Voici les mesures trouvées par ce moyen à des hauteurs diverses. Les chiffres indiquent l'épaisseur du pli cutané entier, et par conséquent le double de la réalité.

	Côté gauche.		Côté droit.	
Au-dessus des malléoles externes.........	1 c.	5	0 c.	85
A la face externe du mollet..............	3	5	1	5
Au niveau de l'anneau du 3e adducteur....	4	8	3	1
A la face interne et un peu antérieure des cuisses..........................	6		3	6
A la face externe de la cuisse............	5		2	6
Mamelles.............................	4	9	4	
Au-dessus de l'olécrâne...................	0	8	0	5
Au-dessus de l'épicondyle.................	2	5	2	3
Région deltoïdienne......................	4	1	4	
Testicules, hauteur.......................	4	6	4	6
— épaisseur....................	2	75	3	

Les chiffres de mensuration pour le testicule n'ont pas de valeur, il y a une difficulté de pratique presque insurmontable. On reconnaît, d'après les autres résultats, que le côté gauche l'emporte sur le côté droit, et en quelques points la différence est considérable.

Malgré l'épaississement du pannicule sous-cutané, la différence de volume des membres homologues est inverse si l'on considère l'ensemble : les chiffres qui suivent correspondent à la circonférence des membres, prises à différentes hauteurs :

	à gauche.		à droite.	
Au niveau des malléoles	24 c.	6	26 c.	
Au-dessus des malléoles	21	2	21	
Mollet	34		34	
Au-dessous du genou (jarretières)	31	5	33	5
Genou (rotule	36	5	37	
Au-dessus du genou	36	5	38	5
Cuisse, partie moyenne	47		47	
— partie supérieure	59		52	
Poignet (au-dessous de l'apophyse styloïde).	18	2	17	
Poignet (au-dessus)	17	5	18	
Au-dessous du coude	25	2	25	
Au-dessus du coude	26		27	

Sauf en un point, la partie supérieure de la cuisse, les membres du côté droit ont une circonférence égale et quelquefois supérieure à celle des membres homologues du côté gauche. Donc il y a de ce côté une atrophie des muscles assez considérable. — D'ailleurs le dynamomètre indique une diminution de la force du côté gauche.

Décembre. Le malade va bien. Il garde son appareil pour marcher, et il demande à sortir le 20 décembre 1871.

Ce malade revient dans le service le 4 mai, pour montrer quel est son état.

Le genou, toujours incomplétement ankylosé, ne cause plus de douleurs, mais la marche sans béquilles est presque impossible, l'extension étant la seule position que permettent les lésions persistantes de l'articulation.

Le membre entier est d'un rouge violacé, qui rappelle les teintes de l'érythème pernio. Il semble froid. Les poils son devenus très-rares, d'une finesse extrême : ils sont à peine colorés. Cette triple modification s'apprécie aisément en regardant la jambe comme de profil, suivant une ligne horizontale, pendant le décubitus dorsal du malade. Il nous apprend que les ongles ne poussent pas du côté de la jambe malade : les ongles du cinquième orteil et du troisième paraissent plus atteints que les autres, ils sont à peine apparents.

La peau semble toujours très-épaisse : mais sa densité est remarquable, tant elle résiste au doigt. Il est plus difficile aussi de la mouvoir. Nous avons pris les mesures des téguments et de la circonférence totale des membres. Voici les résultats :

	Gauche.	Droit.
Partie moyenne du mollet...............	37 c.	39 c.
Au niveau du genou........................	43	40
A 10 cent. du sommet de la rotule........	45 1/2	43
A 26 cent....................................	56	56
A la partie supérieure de la cuisse........	66	65
Partie moyenne du bras..................	29	31
Avant-bras, trois travers de doigt au-dessous de l'olécrâne..................	27	27 1/2

Pour l'épaisseur du tissu cellulaire sous-cutané, nous avons trouvé :

	Gauche.	Droit.
Partie moyenne de la cuisse.............	30 c.	27 c.
Partie interne et postérieure du mollet....	20	15
Région de l'avant-bras.....................	17	13
Partie moyenne de la face interne du bras.	16	12
Partie supérieure de la cuisse............	36	29
Les mamelles sont toujours inégales, haut.	50	41
épaisseur.	51	46

Nous avons également esssayé de traduire en chiffres l'amoindrissement de volume du testicule gauche, mais une mensuration précise ne nous a pas été possible.

Résumons les traits saillants de cette observation : arthrite du genou gauche, épaississement unilatéral du tissu sous-cutané, atrophie simultanée des muscles, intumescence de la mamelle et hypotrophie du testicule correspondant. La relation de ces deux derniers faits semble ordinaire, et l'on pourrait peut-être voir là une confirmation du principe énoncé par Serres : « La maladie reproduit chez l'homme non-seulement l'état fœtal des viscères, mais l'état normal des organes chez les animaux inférieurs. » L'aspect si différent des appareils sexuels est l'un des faits les plus curieux du développement régulier, parfait dans l'espèce humaine : il semblerait que dans ce cas la différenciation tende à s'atténuer. La mamelle devient plus volumineuse, le caractérisque mâle s'affirme moins nettement, grâce à la diminution de volume de l'organe dominant du système génital. De même que dans les affections du cœur, la gêne du cours du sang dans les poumons retentit sur le foie, amène une ampliation de ses vaisseaux, et donne à l'organe hépatique une ressemblance éloignée avec le foie des animaux plongeurs. A l'état normal, les veines du foie représentent chez ceux-ci de vastes réservoirs où le sang s'accumule, lorsque l'acte respiratoire est suspendu : chez l'homme les conditions nouvelles de respiration favorisent l'ectasie des canaux vasculaires de la glande hépatique, ce qui peut diminuer d'autant les chances d'une stase pulmonaire. D'ailleurs, la fragilité de l'explication ne porte pas atteinte au fait lui-même, qui se reproduit assez souvent pour paraître régulier. M. Gailhet a, dans un travail, mis ce point de pathologie hors de contestation; M. Gubler a pu le vérifier plusieurs fois, et en apprenant que ce malade avait la mamelle gauche plus volumineuse que celle de l'autre côté, il a annoncé que le testicule correspondant devait être amoindri.

D'un autre côté, Godard a vu une ectopie du testicule coïncider avec un arrêt de développement de la moitié correspondante du corps. Dans le cas que nous rapportons la loi de dualité symétrique est aussi violée. On trouve une répartition presque analogue des altérations pathologiques dans certaines affections des centres nerveux. Mendel a, en effet, observé chez des aliénés des pigmentations unilatérales des téguments. M. Gubler m'a cité des cas extrêmement remarquables où l'homme droit semblait en quelque sorte différent de l'homme gauche. D'abord, c'est un malade qui présentait une périostose en nappe de l'os fronta droit, une exostose de la clavicule droite, une tumeur gommeuse de la région mammaire droite, un sarcocèle et une sciatique très-tenace du même côté, enfin une lésion spécifique du gros orteil droit. Dans le second cas, il s'agissait d'une jeune fille qui portait des cicatrices très-apparentes au cou, du côté gauche : elles succédaient à des adénites suppurées. Les os de la jambe et les ganglions inguinaux étaient malades à gauche, enfin elles présentaient au poumon gauche des signes incontestables de néoplasies tuberculeuses. Ainsi un empoisonnement véritable, l'adultération de l'économie par le virus syphilitique, ne se traduit que par des lésions unilatérales; on comprend plus facilement, ce semble, pourquoi une simple diathèse multiplie ses actes pathologiques d'un seul côté. Mais tous ces faits ont une valeur indéniable pour démontrer la réalité de certaines dispositions morbides limitées à tels ou tels départements de l'organisme.

Cette disposition préexiste à la lésion ou au symptome dominateur, et il suffit d'une circonstance souvent banale pour la révéler. — Chez notre malade, les modifications de la mamelle et du testicule ont précédé l'arthrite, d'après les renseignements qu'il nous a fournis : il y avait donc une diminution effective de la vitalité, qui a sans doute favorisé la production de l'arthropathie.

L'empâtement qui se montrait au-dessus et au-dessous de la jointure lésée n'est peut-être pas sans analogie avec la tuméfaction résistante, non œdémateuse, que M. Charcot a signalée au voisinage des arthropathies survenues chez des ataxiques. La lésion génératrice occupe dans ces cas les cellules de la substance grise de la moelle probablement, mais on a signalé cette forme de gonflement dans le cours de simples névrites des cordons périphériques (1).

Lorsque le malade revint à l'hôpital, la peau et son pannicule charnu étaient d'une densité énorme: on aurait dit d'un état sclérémateux des téguments. Dans une première période, en effet, il y a une simple polysarcie du tissu sous-cutané: plus tard, dans les cas plus sérieux, les éléments fibreux semblent se multiplier. La consistance augmente, et la mobilité sur les couches plus profondes diminue.

Observation II.

F..., 27 ans, voyageur. Ce malade entre à l'hôpital Beaujon, service de M. Gubler, pour une bronchite : mais il présente une ancienne arthrite du genou gauche, avec lésions des téguments et des muscles voisins.

Il n'a jamais eu de rhumatismes articulaires; de temps à autre, il a des furoncles et dans la première jeunesse il conserva longtemps des croûtes dans les cheveux. Il n'a pas de cicatrices au cou. Dans le cours de l'année 1870, il fut pris d'une douleur pénible au genou, puis d'une véritable arthrite. Il fut soigné à l'hôpital d'une ville de Normandie, où ses affaires l'avaient appelé. Plusieurs vésicatoires, appliqués coup sur coup, mirent fin aux douleurs, et l'articulation redevint presque aussi libre qu'auparavant. Pendant l'hiver de 1871, il entre à l'hôpital d'Epinay et y séjourne quatre mois. Lorsqu'il est à Beaujon, on constate une ankylose incomplète, les mouvements de flexions sont limités. Les extrémités osseuses proe-articulaires sont tuméfiées. Le mem-

(1) Charcot, journ. de physiol.; Mittchell, ext. dans les Arch. de méd.; Mougeot, Couyba, thèses inaugurales.

bre paraît moins volumineux que celui du côté opposé : la peau est plus colorée, les poils sont plus abondants, mieux développés. La peau est manifestement épaissie. Elle mesure en effet :

	à gauche.	à droite.
A trois travers de doigt au-dessus de la rotule........................	15	11
A la partie moyenne et interne de la cuisse.	23	16
A la partie inféro-interne................	24	17
A 3 cent. du pli inguinal.................	21	15
A la face externe de la cuisse.............	16	13

Au-dessous du genou, les téguments ont la même épaisseur que du côté droit.

Observation II.

Cette malade est depuis plusieurs mois dans le service de M. Dolbeau; elle commençait à marcher, lorsque j'ai eu l'occasion de l'examiner. Je n'ai pu donner son histoire complète, parce qu'elle voulut sortir brusquement. Il s'agissait d'une mono-arthrite du genou droit chez une jeune fille, anémique, sans apparence de prédisposition à la scrofule. L'articulation malade ne jouissait que de mouvements limités, elle n'était plus douloureuse. Il était très-facile de reconnaître à la première vue combien la jambe gauche l'emportait en volume sur la jambe droite : au-dessus de la rotule, sur la face interne du genou, se dessinait une sorte de gouttière, répandant à l'atrophie des adducteurs et du vaste interne. La circonférence de la partie moyenne de la jambe gauche mesurait 36 centimètres : celle de la jambe droite 32 seulement.

Voici l'épaisseur de la peau, aux régions symétriques.

	Côté droit.	Côté gauche.
A trois travers de doigt au-dessus de la rotule (ligne médiane).............	30	24
Id. en dedans...........................	31	27
A 30 c. de la rotule (ligne médiane).......	35	27
Id. en dehors...........................	30	27
Id. en dedans...........................	38	34
A 8 c. au-dessous du genou (en dedans)....	17	15
Id. en dehors...........................	21	17
A 6 c. au dessus de l'art. tibio-tarsienne...	15	15

Observation IV.

A., domestique, département de l'Indre. Cette femme, âgée de 23 ans, a joui d'une santé jusque-là parfaite. Pas de maladie sérieuse, pas de glandes cervicales persistantes, pas de rhumatismes articulaires ni de torticolis.

Elle fut réglée à 14 ans, et rien de notable ne coïncida avec l'établissement de la fonction cataméniale. La malade n'a pas de troubles nerveux, de douleurs névralgiques sur les côtés du thorax; jamais elle n'a la sensation de boule hystérique.

Elle eut un enfant à 19 ans, c'est-à-dire, il y a quatre ans. Couches régulières. L'enfant meurt avant 6 mois.

Devenue veuve pendant l'été de 1871, elle arrive à Paris au mois de novembre et sert comme domestique. Elle n'habite pas le rez-de-chaussée; elle n'est pas accablée de besogne.

Cette malade entre à l'hôpital Beaujon, salle sainte-Marthe, dans le service de M. Gubler, le 3 février 1872.

Depuis deux jours elle souffre du poignet droit. Sans avoir reçu de coup, sans avoir fait de grands efforts, elle ressentit brusquement une douleur très-vive au poignet dans la soirée du 2 février. Elle dut interrompre son travail. Le lendemain matin la douleur s'accroît encore et la malade éprouve un peu de fièvre, précédée de frissons.

4 février. La région du poignet droit est gonflée, chaude. L'articulation radio-carpienne devient très-douloureuse, si la malade essaye de se mouvoir. Le dos de la main est gonflé, mais on ne voit pas les lignes rouges qui correspondent aux tendons des extenseurs des doigts. Peau un peu chaude. 84 pulsations. Rien au cœur. — Compresses froides sur la main; sulfate de quinine, 0,50.

Le 6. M. Gubler nous fait observer qu'il n'y a aucune amélioration, bien que depuis deux jours, nous ayons pu constater la présence d'un œdème généralisé sur le dos de la main : œdème qui est un signe ordinaire de la fin de la maladie.

Vésicatoire volant.

Le 8. Comme le vésicatoire n'a point pris, on savonne avec soin les téguments qui recouvrent l'articulation lésée : sur la face palmaire se développent des groupes cohérents de vésicules. Frictions du 10 au 14 avec l'onguent mercuriel belladoné.

Le 15. Sur les limites du vésicatoire, on voit une série de petites vésicules : le lendemain, l'avant-bras tout entier est gonflé, chaud, rouge. Le simple toucher est douloureux : par la pression on creuse des godets. Cette sorte d'œdème se termine par un contour assez net à l'origine du bras. Ce pseudo-érysipèle pâlit dès le 17 février : il disparait complétement après trois jours.

L'arthrite du poignet et la tuméfaction des tissus circumvoisins ne se modifiant pas, injections de morphine (0,01), puis compression à l'aide de la ouate.

Le 22. On lève l'appareil qui est à peine serré. — Cataplasmes laudanisés, après avoir mis la main et l'avant-bras sur une attelle pour obtenir l'immobilité. — Bromure de potassium, 2 gr.

Le 26. La main est toujours déformée par l'œdème; la jointure est moins gonflée, toujours douloureuse. — L'avant-bras semble moins gros : on mesure à l'aide d'un lacs circulaire, et on constate un amoindrissement notable.

2 mars. Mensuration nouvelle.

La main droite est toujours déformée par un œdème occupant toute la face dorsale, aussi mesure-t-elle 1 centimètre de plus que la main gauche, au point d'attache du pouce.

	Côté droit.	Côté gauche.
Au niveau des apophyses styloïdes........	17	36 1[4
Au trois travers de doigt au-dessus........	15	15 1[2
A huit cuits des apophyses styloïdes........	16 1[2	17
A quatre travers de doigts des tubérosités humérales..........................	18	plus de 19

Au bras, il n'est pas possible de trouver de différence. Les téguments semblent plus épais cependant à l'avant-bras du côté malade. L'exploration du sens tactile permet de conclure à l'absence d'anesthésie. La malade sent les deux branches du compas, armées d'épingle, à la même distance sur les deux avant-bras.

Voici les résultats de la mensuration de la peau doublée de son fascia cellulo-adipeux.

	Côté droit.	Côté gauche.
Sur la face dorsale, à 5 cent. de l'art.......	10	0 7
plus haut.......................... plus de	12	0 9
Sur la face palmaire..........................	11	0 8
Sur le bord interne..........................	13	10
Sur le bord externe..........................	12	0 8

J'ai répété plusieurs fois la même opération aux points symétriques et j'ai toujours constaté une augmentation d'épaisseur du côté malade. Sur les bras le pannicule souscutané était gros, mais sans prédominance aucune au profit ou au désavantage du bras droit.

Le 6. Le travail digestif est très-lent, l'appétit presque nul. Eau de Spa, teinture de noir vomique avant les repas et élixir de pepsine.

Le 23. La malade se plaint de douleurs aux deux jambes. On trouve un léger œdème limité à la moitié inférieure des membres. La peau est rouge à ce niveau, hyperesthésiée, car le simple contact est désagréable. Il semble que la teinte rouge est distribuée irrégulièrement, qu'il y a des îlots plus colorés, sans qu'il soit possible de reconnaître en ces points des plaques indurées : on dirait d'un érythème noueux, sans nodosités.

Le 28. Les douleurs ont disparu, la coloration a pâli ; la malade peut marcher aisément, pas d'œdème.

2 avril. Elle parle de douleurs entre les épaules : du côté droit, dans le segment inférieur de la poitrine, le son est plus obscur, le murmure vésiculaire plus faible. Certainement le tube correspondant du poumon fonctionne moins activement.

Le 5. Plus de douleurs interscapulaires. La respiration a ses caractères normaux. — Frictions sur l'avant-bras malade avec le baume de Fioraventi. — La tuméfaction péri-articulaire a beaucoup diminué.

Le 26 mars, la malade demande à sortir. Elle ne souffre plus de son poignet : elle peut le mouvoir avec peine, dans les mouvements communiqués, on ne trouve que des lignes de raideur avec quelques frottements rudes. La flexion des doigts est possible, quoique imparfaite. Le dos de la main est encore le siége d'un léger œdème, la peau de l'avant-bras est pigmentée, les poils semblent plus noirs, plus développés. L'avant-bras est encore moins volumineux, bien que le pannicule sous-tégumentaire demeure plus épais, plus résistant.

La forme du début de l'arthrite du poignet chez cette malade est peu commune. D'emblée, la douleur est très-intense, et le mal semble se prolonger comme dans une tumeur blanche, où l'endolorissement est, en thèse générale, graduel et lent. Dans les manifestations rhumatismales franches, nous avons pu voir plusieurs fois, ainsi que nous l'indiquait M. Gubler, combien la participation des gaînes synoviales tendineuses à la maladie, modifie l'aspect des arthrites du poignet. Au niveau même de l'articulation, le gonflement est sans doute apparent, mais il se prolonge sur la face dorsale de la main et cesse à 2 centimètres de la tête des métacarpiens. D'abord limité, il se répand d'une façon plus uniforme, et alors on peut annoncer la fin prochaine du mal. Pour notre malade la règle ne fut pas observée.

Le pseudo-érysipèle de l'avant-bras, l'érythème douloureux des jambes rappellent les congestions passagères et mobiles que l'on observe dans le cours du rhumatisme. Brodie a décrit une affection douloureuse des articulations, accompagnée de rougeur et d'enflure, et survenant chez les hystériques. Pour lui, la douleur est le phénomène principal, elle provoque de la rougeur et du gonflement dans ces cas, tandis qu'à la face elle détermine le type convulsif.

CHAPITRE II.

Dans les sciences d'observation, un fait n'est rien par lui-même, il ne vaut que par l'idée qui s'y rattache ou par la preuve qu'il fournit : cherchons donc maintenant, pour ne pas nous arrêter à la première étape sur le chemin de la vérité complète, à découvrir la cause des modifications anatomiques, révélées par la clinique dans le cour de certaines phlegmasaies rticulaires. Tel est le second terme du problème : rechercher en vertu de quelle loi et sous quelle influence le pannicule sous-tégumentaire s'est épaissi et la masse musculaire atrophiée.

L'esprit rencontre d'emblée une explication d'une simplicité parfaite. L'arthropathie condamne le membre où elle siége à une immobilité relative ; par conséquent les agents actifs de la locomotion vont souffrir, puisque la fonction fait l'organe, et les sucs nourriciers qui arrivent en surabondance se porteront vers les téguments et, envahissant les cellules du tissu lamineux, formeront une sorte de réserve graisseuse : en d'autres termes enfin, distribution inégale et non motivée des principes nutritifs du sang, au profit du fascia superficialis et au grand détriment des muscles. Leyden, Shifferdecker adoptent en partie cette manière de voir, lorsqu'ils étudient les altérations complexes que les maladies du système nerveux entraînent dans la structure intime des différents tissus. « Le membre malade et atrophié reçoit la même nutrition que dans l'état de santé : comme l'atrophie des muscles amène une diminution notable dans la quantité des matériaux usés, il y a un excédant qui se porte sur la peau et les tissus épidermoïdes. »

Ni l'observation, ni le raisonnement ne semblent favorables à cette théorie. A la période initiale de l'atrophie musculaire progressive, en effet, les lésions partielles et si diversement localisées du système musculaire ne s'accompagnent pas de surcharge adipeuse du tissu conjonctif sous-cutané. J'ai eu l'occasion de voir l'année dernière, dans le service de mon maître, M. Alphonse Guérin, un blessé atteint d'une fracture de la colonne cervicale : les muscles du bras et de l'épaule presque totalement disparus, sans hypertrophie compensatrice des téguments.

On a rappelé maintes fois que l'organisme représente une société, qu'il y a une hiérarchie, puisque certains organes ont des fonctions plus importantes, et Gœthe a le premier annoncé que la nature avait son budget : tous les traits ingénieux ne démontrent pas l'idée que j'hésite à croire vraie. On pourrait d'ailleurs, en poursuivant la série de ces allusions, rappeler que si toutes les dépenses superflues nuisent au reste de la société, toutes les économies partielles ne profitent pas à la masse générale. Mais on n'est certainement pas en droit d'invoquer à ce propos la loi du balancement des organes ou des compensations organiques. Que certaines parties d'un système anatomique fonctionnent plus activement, augmentent de volume pour suppléer les parties absentes, que des ganglions lymphatiques s'hypertrophient après l'ablation de la rate, je suppose, on n'hésitera pas à placer ces faits à côté de l'hypertrophie cardiaque liée à une lésion valvulaire. Il s'agit là d'une question qui n'a aucun rapport naturel avec le syndrome que je tâche d'étudier. Il faudrait prouver que chaque territoire du corps humain reçoit une quantité toujours égale de matériaux de réparation, quelles que soient ses dispositions anatomiques et fonctionnelles morbides, et qu'il est fatalement condamné à les mettre en œuvre : qu'il y a une ration de consommation, non pas d'entretien. Pour faire accepter la théorie de la production de l'emphysème par les efforts inspiratoires, on employait une méthode de raisonnement très-analogue : la colonne d'air arrive avec une vitesse et une force toujours égales, bien qu'un certain groupe de lobules soient imperméables; seulement la distribution cesse d'être uniforme, et la pression est d'une énergie dangereuse pour les vésicules pulmonaires jusque-là saines. Dans l'autre hypothèse, en dépit de toutes les interventions accidentelles, il y aurait un rapport constant, inévitable entre la composition élémentaire du sang artériel et celle du sang veineux dans chaque département de l'organisme : supposez une amputation de la jambe ; la cuisse devra rigoureusement utiliser autant de matériel nutritif que le membre du côté opposé, et il est fort heureux que, contrairement à ce nouveau principe, tous les moignons des amputés ne soient pas défigurés par un travail d'hypertrophie. Non, Stahl n'aurait jamais imaginé que son archée dût imposer à chaque grand ressort de l'instrument animal une somme bien pondérée de fluides nourriciers.

Bien que confondant l'offre des matériaux de rénovation organique avec la recette, l'intussusception, cette théorie aurait rencontré plus de sympathie, alors que les éléments anatomiques semblaient plus se désintéresser de leur nutrition propre qu'aujourd'hui. On enseignait alors que le double courant d'assimilation et de désassimilation s'effectue en vertu des propriétés immanentes des tissus, et suivant que les vaisseaux capillaires sont rétrécis ou dilatés, les échanges nutritifs sont actifs ou languissants. Le système vasculaire était le seul régulateur de la nutrition, la puissance contractile des canaux d'irrigation jouant le même rôle que les sphincters particuliers décrits chez la langouste, à l'extrémité des artères, au moment où celles-ci s'abouchent dans une lacune veineuse. Or, ce que Bordeu réservait aux glandes, en disant : « ... Elles agissent comme des ventouses, elles attirent les humeurs, » mérite de s'appliquer à tous les organes. Les éléments anatomiques ont sur le sang un pouvoir d'attraction, que la neurilité, sous l'une de ses manières d'être les moins connues, doit modifier en sens opposés : l'irritation nutritive dérive peut-être des influences nerveuses (1) ; mais à coup sûr elle retentit sur le système vasculaire. Quand la force nerveuse tend à exagérer la capacité nutritive des éléments, ceux-ci agissent à la manière de l'oxygène passé à l'état d'ozone ; leurs affinités pour les sucs que charrie le sang s'accroissent comme celles de l'ozone pour les matières organiques en général. Les fauteurs de la doctrine de l'hypertrophie compensatrice par exhubérance de matières nutritives doivent perdre toute espérance, si les tissus cessent d'être passifs, comme on l'avait pu croire. Il faudrait alors admettre une irritation morbide ; mais nous reprendrons plus tard la question sous cette nouvelle face.

L'atrophie des muscles n'est pas le résultat de l'inactivité fonctionnelle. On peut affirmer, sans être trop téméraire, que les conséquences fâcheuses qu'entraîne l'interruption des actes physiologiques ont été exagérées. Ainsi, Bonnet consacre un chapitre, fort intéressant d'ailleurs, à passer en revue les lésions engendrées par le repos absolu auquel les fractures condamnent l'articulation la plus voisine, à retrouver dans les annales de la science la mention de faits analogues, à donner enfin les conseils pratiques, indispensables à suivre pour quiconque désire éviter des complica-

(1) Dans la traduction de Graves, par M. Jaccoud, on lit une théorie bien voisine de celles-ci : ce sont les capillaires qui attirent le sang.

tions toujours désagréables. Sans doute, Frerichs (1) a prouvé par ses analyses que la composition de la synovie varie avec l'exercice ou le repos, qu'elle diffère sensiblement selon que les bœufs sont restés à l'étable ou qu'ils ont marché, que, dans le premier cas, les sels inorganiques sont plus abondants, la synovie est plus rare; mais cette modification accidentelle du contenu synovial ne saurait rendre compte de l'hydarthrose ou de ce que Cloquet et Samson ont nommé le scorbut local.

Le rôle physiologique de la synovie est bien simple : cette humeur sert à rendre les mouvements plus faciles, les frottements des surfaces osseuses en quelque sorte innocents. Elle ne concourt pas à la dépuration du sang. Lorsque les conditions régulières de motilité disparaissent, la composition du fluide synovial varie, comme varierait celle des liquides renfermés dans l'estomac, si ce viscère demeurait dans une inertie prolongée et presque absolue. La cause mécanique, instrumentale, des lésions articulaires n'est pas le contact offensant de la synovie altérée; elles résultent soit de l'extension du travail phlegmasique qui s'établit habituellement après une fracture, soit d'un mauvais état général. Les vieillards sont, disait-on, plus disposés à souffrir de l'inactivité de leurs jointures, or, il est d'expérience que pour ces ma-

(1) Robin, Traité des tumeurs.

lades le grand danger naît précisément du repos dans le décubitus dorsal pendant deux ou trois mois. La santé se détériore, et si l'on voulait tirer des faits d'observation des enseignements qui leur sont étrangers en réalité, on pourrait invoquer un rapport de causalité entre les pneumonies bâtardes, par hypostase, et les fractures du membre inférieur chez les vieillards qui ont dépassé l'âge de 70 ans. L'état fâcheux de l'organisme crée les opportunités morbides, le traumatisme ou d'autres circonstances accidentelles ont déterminé la localisation des accidents. Alors intervient l'influence pernicieuse de l'immobilité; des surfaces séreuses, légèrement enflammées, qui restent toujours en contact, sont dans des conditions excellentes pour s'unir par des adhérences difficiles à rompre plus tard.

Une inactivité trop prolongée retentirait certainement sur la nutrition des muscles : mais je ne veux pas étudier les conséquences les plus lointaines de l'inertie musculaire.

Et encore si l'on n'oublie pas ce qui arrive pour la rétine dans les cas de cataracte même complète, on se surprendra à mettre en doute l'efficacité souveraine du repos fonctionnel, à compromettre la structure même de l'élément anatomique, depuis longtemps inactif. L'aptitude à recevoir les impressions lumineuses se conserve de longues années chez l'adulte; les éléments nerveux de la rétine ne s'altèrent donc pas. Il est vrai que les choses sont différentes, si le développement de la membrane sentante est incomplet. Les cataractes congénitales entraînent une cécité incurable, si l'on n'y remédie de bonne heure ; de même l'inaction de la moelle sous l'influence d'un traumatisme qui mutile un enfant, sera la cause d'une déformation persistante de l'axe spinal. Ces faits rentrent, à proprement parler, dans la catégorie des cas tératologiques; il y a agénésie de tissus qui, à peine ébauchés, n'ont jamis reçu leur excitant physiologique.

Il suffit d'invoquer pour les muscles les expériences de Longet (1), sur la section du nerf facial, c'est-à-dire d'un nerf exclusivement moteur, car si l'on ne veut pas négliger les acquisitions récentes de la physiologie, on ne saurait tirer aucune conclusion rigoureuse des atrophies qui succèdent aux plaies du nerf eciatique, ou de tout autre cordon nerveux mixte. Eh bien, la section du nerf facial n'amène, après plusieurs semaines, qu'une atrophie des muscles à peine appréciable. Je rapprocherai de cette preuve, fournie par la médecine expérimentale, l'histoire d'un malade, publiée par M. Duménil (1). Il s'agit d'un homme qui mourut avec une atrophie musculaire généralisée, prédominant à droite, et une paralysie motrice de la

(1) Traité de physiologie, t. II.

(2) Gazette hebdomadaire, 1859. — Clinique de M. Jaccoud.

langue et de la face. A l'examen microscopique, on put constater une atrophie notable des racines antérieures des nerfs rachidiens, des nerfs faciaux, grands hypoglosses et spinaux. Mais les muscles de la langue et de la face n'étaient pas altérés. L'impotence motrice n'avait pas engendré l'atrophie. Ce qui se passe chez les hystériques n'est pas moins favorable à la thèse que je développe (2). Des paraplégiques retrouvent la liberté de leurs mouvements à propos d'une émotion morale vive; des troubles anciens de la motilité, en d'autres termes disparaissent comme par enchantement. Il faut donc que l'inertie musculaire, souvent si prolongée (elle se compte par années), n'ait pas entraîné des dégénérescences atrophiques appréciables, puisque les muscles retrouvent leur puissance contractile intacte. On voit dans les livres hippocratiques que l'inertie fonctionelle n'est pas envisagée comme une cause inévitable d'atrophie. « Les malades chez qui l'impossibilité de mouvoir la partie affectée en détermine l'amoindrissement, ne peuvent être remis dans leur premier état ; mais ceux chez qui cet amaigrissement ne survient pas, guériront.

En m'appuyant sur la tradition, sur des faits incontestables de physiologie expérimentale et de pathologie humaine, je me crois en droit de refuser à l'immobilité relative des membres auxquels

(1) Charcot, Mouv. médical. 1871.

appartient la jointure malade, le pouvoir d'engendrer la macilence des muscles; d'ailleurs celle-ci est précoce. Mais le défaut de contractions musculaires pourrait indirectement amener l'épaississement graisseux des nappes cellulaires superficielles. Les muscles, par leurs alternatives d'activité et de repos, modifient le cours du sang; on les a assimilés à des cœurs veineux périphériques, et les dispositions anatomiques que M. Ledentu a indiquées dans sa thèse, permettent de comprendre par quel mécanisme les contractions musculaires viennent en aide aux agents principaux de la circulation, et facilitent la marche du sang. Lorsque ces auxiliaires refusent leur concours, le mouvement rétrograde du liquide nourricier se ralentit; l'inactivité de l'appareil musculaire peut condamner les membres à une certaine veinosité. La pratique journalière enseigne qu'au début des affections organiques du cœur les malades se chargent aisément d'embonpoint, que la perversion nutritive a pour premier effet d'augmenter les réserves de matières respiratoires. Les enfants sont souvent très-gras avant d'être rachitiques, et cette obésité est d'un fâcheux augure. M. Kus disait, en 1846 : « L'apparition de la graisse dans un tissu est l'indice de la déchéance organique et fonctionnelle, c'est pour l'élément histologique qui en est le siége un stigmate de souffrance, un signe ou présage de mort. » Si la rénovation des matériaux d'entretien est imparfaite, lente, on comprend la polysarcie du tissu cellulaire sous-cutané. Mais la paresse musculaire n'explique pas seulement l'hypertrophie graisseuse, elle fournit des éléments complets de démonstration si l'on adopte les idées de M. C. Bernard. Voici par quel procédé l'inertie fonctionnelle engendrerait l'atrophie des organes actifs de la locomotion. Notre grand physiologiste croit que la nutrition du tissu musculaire s'opère pendant la contraction elle-même, parce qu'à ce moment le sang veineux musculaire est noir, plus chaud que le sang artériel, qu'il renferme peu d'oxygène et beaucoup d'acide carbonique. Le sang qui remplit les veines est au contraire rutilant, encore artérialisé si les muscles sont en repos. C'est à cette période qu'ils rèpèrent leurs aptitudes physiologiques, et que sous l'influence du sang oxygéné s'accumule et se développe leur puissance contractile. Le temps d'activité fonctionnelle est réservé aux opérations végétatives, les muscles se nourrissent, lorsqu'ils sont arrosés par le sang noir veineux. Eh bien, l'inertie rend impossible cet effort de réparation : de là atrophie.

Sans aucune expérience, je viens soulever l'une des questions les plus controversées de la physiologie. Mais on n'ignore pas que dans les végétaux la séve veineuse, la séve qui a été élaborée par les feuilles sert à l'entretien et à l'accroissement normal : le mode de nutrition des muscles, admis par

M. Cl. Bernard, n'est donc pas unique et différent de tous les autres procédés connus en biologie. Et d'ailleurs les phénomènes vitaux ne sont pas condamnés à une perpétuelle uniformité, parce qu'ils restent soumis toujours à des lois générales.

Un muscle qui se contracte tend à débarrasser de leur contenu les canaux vasculaires, et comme les veines sont moins indépendantes en raison de la pauvreté de leurs parois en éléments actifs, l'effort retentira de préférence sur les sucs veineux. Ne se pourrait-il pas que ce sang noir ait précisément fourni au tissu musculaire ses moyens de nutrition? Il est éliminé au moment de l'activité fonctionnelle, mais il a rempli son rôle pendant l'autre période.

La notion de la transformation des forces physiques ne semble pas en harmonie avec cette hypothèse. Il suffit que la nutrition soit régulière et parfaite pour que les muscles accomplissent leur mission physiologique, et on ne sait quelle sorte de réserve ils se prépareraient pendant le repos. Enfin les expériences de M. Brown-Séquard montrent que l'abondance de l'acide carbonique dans le sang exalte, non pas les propriétés végétatives, mais les actions spéciales, la puissance contractile.

Pour nous, si les muscles perdent de leur volume, la cause du trouble trophique gît ailleurs : quant à la surcharge graisseuse du pannicule superficiel, elle ne relève pas davantage du cours trop lent du liquide sanguin. Il faudrait que le symptôme fût toujours en rapport exact de localisation avec la jointure malade : toujours encore l'épaississement devrait être plus prononcé dans les points où la circulation veineuse est surtout compromise.

Ainsi nous ne trouvons la cause des lésions musculaires et sous-cutanées ni dans la répartition inégale des éléments nutritifs, ni dans l'inertie fonctionnelle et son corollaire la lenteur de la circulation veineuse. Nous ne devons pas encore désespérer de connaître le principe de subordination des accidents morbides. Toutes les phlegmasies articulaires, je fais une réserve pour les arthropathies qui surviennent chez les ataxiques, s'accompagnent de vives souffrances : pourrions-nous attribuer à des phénomènes d'ordre réflexe, évoqués par des impressions pénibles, les dystrophies contemporaines ? Il n'est plus douteux pour personne que la douleur n'éveille des sympathies très-variées : paralysies ou contractures, douleurs en des points éloignés, lésions nutritives enfin. Je ne veux rappeler qu'un petit nombre de preuves : M. Claude Bernard enfonce des clous dans le sabot d'un cheval ; la fièvre s'allume, le malaise est général : lorsqu'il pratique au préalable la section du nerf sciatique, l'organisme, reste en quelque sorte indifférent à la même opération. Les vibrations douloureuses, nées au niveau de la plaie, n'ont pu gagner la moelle et devenir le point de départ d'actions morbides généralisées. M. Brown-Séquard produit sur des animaux des brûlures étendues des membres inférieurs, il constate une hyperémie consécutive des reins, de la vessie, des intestins, du péritoine. Il détermine des brûlures semblables après avoir sectionné la moelle à la région lombaire, c'est-à-dire avoir rompu toute communication entre les nerfs sensitifs des surfaces cautérisées et les centres d'origine des nerfs vaso-moteurs qui émergent des départements supérieurs de l'axe spinal. La congestion atteint seulement le rectum et la vessie, les seuls viscères sur lesquels la réflexion de la sensibilité cutanée se puisse opérer encore. Il n'était pas sans intérêt de faire précéder la relation des actes pathologiques réflexes de cette double série de preuves expérimentales.

Il est peu de névralgies qui ne s'accompagnent de rougeur, de gonflement de la peau, d'hypercrinie glandulaire ? M. Bonnefin a minutieusement étudié les dispositions et le mécanisme des atrophies consécutives avec douleurs névralgiques. On peut dans une conception schématique de la maladie réduire l'aplasie lumineuse à deux grands faits : la douleur qui commande la série, une dystrophie irrémédiable qui succède à un phénomène passager et accessible à nos moyens thérapeutiques. Et la sphère des réactions sympathiques, si limitée, si étroite dans un cas, s'élargit parfois, sans qu'il soit permis d'invoquer autre chose qu'une modulité dynamique du système nerveux.

De même que les arthrites savent mettre en jeu l'activité des muscles voisins, contractions salutaires qui deviennent plus tard la cause des attitudes vicieuses, de même seraient-elles aptes à engendrer des altérations nutritives absolument fâcheuses. Je ferai observer que leur disposition topographique n'est pas très-importante.

Par ses expériences, M. Brown-Séquard a démontré le rapport exact du point d'origine de l'incitation morbigène et de son lieu d'arrivée, sous une forme nouvelle, l'hyperémie viscérale, mais la moelle qui réunit les deux branches de l'arc sensitivomoteur peut se trouver dans des conditions d'activité pathologiques : si faible que soit alors le courant œisodique, il éveillera une réaction trop intense, et les phénomènes sympathiques se produiront en des points très-éloignés. On dit qu'il y a convulsibilité, quand, pour répondre à une impression sensorielle légère, ou douloureuse, des groupes de muscles nombreux se mettent en contraction. Et ce fait d'observation indiscutable s'explique par l'hypothèse physiologique suivante. Si les actes réflexes demeurent le plus souvent localisés au voisinage d'un point d'excitation, cela tient à ce qu'à l'état normal la transmission de l'influx nerveux trouve dans les fibres grises du cordon médullaire une certaine résistance, assez analogue à la tonicité musculaire qui tient le milieu entre l'activité véritable et le repos complet, de sorte que l'ondulation s'éteint à une faible distance de la cellule sensitive douloureusement impressionnée. Des états pathologiques correctement définis, le tétanos, l'empoisonnement par la strychinine diminuent les résistances, tandis qu'elles s'accroissent chez les vieillards. Dans plusieurs maladies, dont il est moins facile de justifier l'influence, la convulsibilité se retrouve, et je ne citerai que l'hystérie. Les perturbations nutritives accidentelles sont soumises aux mêmes lois : les troubles trophiques cessent d'être en rapport avec l'intensité de la douleur et son foyer principal, quoique dans la majorité du cas les irradiations morbides soient peu étendues. Il semble qu'il serait plus aisé de rattacher à des actes sympathiques les dystrophies qui accompagnent les arthropathies, s'il y avait véritablement un sens articulaire : mais nous sommes trop peu convaincus encore de la réalité de ce fait, pour voir un lien physiologique légitimement établi entre l'article malade et les muscles qui doivent mettre les extrémités osseuses en mouvement. Enfin je ne sais quel profit on pourrait faire des conclusions si curieuses de Schrœder van del Kolk (1) : « Lorsqu'un nerf mixte « donne des branches motrices à des muscles, ses

(1) Jaccoud, Traité des paraplégies.

« rameaux sensibles se distribuent à cette partie « de la peau qui est mue par les mêmes muscles, « c'est-à-dire qu'un nerf spinal envoie ses rameaux « moteurs aux muscles, organes actifs du mouve« ment, et ses rameaux sensitifs à la peau mise en « mouvement. » Ainsi s'expliquerait peut-être l'apparence de solidarité qui lie la macilence musculaire à l'épaississement du pannicule sous-cutanés. D'autant mieux que suivant Samuel, il est à peu près certain que les nerfs trophiques accompagnent les fibres sensitives.

J'ai essayé de mettre au service de cette idée — la dystrophie s'opère par le mécanisme des actions réflexes — toutes les acquisitions récentes de la physiologie, et d'emprunter à chaque expérience des preuves aussi discutables, j'en conviens, que démonstratives : ainsi j'ai invoqué la limitation la plus naturelle des troubles nutritifs aux territoires d'où partent les sensations douloureuses, la possibilité de leur diffusion en vertu des influences pathologiques, la tendance à des modifications similaires pour des tissus qui empruntent à la même zone de la moelle leur force nerveuse, et qui se groupent autour d'un même organe, une articulation, douée d'un sens spécial. Puis, avec quelle exactitude rigoureuse ne se déroule pas la série des actes morbides; une jointure malade cause des douleurs, celles-ci éveillent des sympathies qui se traduisent par un trouble anatomique de divers organes reliés entre eux par le voisinage ou les emplois physiologiques? Exposée avec talent, cette doctrine serait d'une simplicité lumineuse.

Et cependant, cette forme d'arthropathies n'a rien de caractéristique sous le rapport de l'intensité des douleurs. Elles dépassent en durée les arthrites franchement rhumatismales, cela est vrai, mais ce ne serait rien prouver encore que d'admettre une sorte d'habitude nerveuse en vertu de laquelle le retentissement sympathique sur le système nerveux se prolongerait au delà de la période apparente des douleurs. Dans une attaque de rhumatisme articulaire aigu bien des localisations sont extrêmement pénibles. Les arthrites traumatiques s'accompagnent de vives souffrances, ainsi que les manifestations synoviales de la blennorrhagie. Les corps étrangers des articulations imposent de véritables tortures à de certaines périodes. Nous ne saurions, dans aucun de ces cas, reconnaître une complication analogue à celles qui se produisent sous l'influence des mono-arthrites à forme subaiguë que nous étudions.

Je serais moins éloigné de croire à une influence générale dont l'arthropathie serait le premier résultat tangible, matériel en même temps que la jointure malade pourrait être envisagée comme le centre des déviations nutritives. La tendance actuelle, les aspirations de la médecine scientifique, celle de nos maîtres par conséquent, sont de restreindre chaque jour davantage le groupe des maladies fortuites, indépendantes, spontanées sous une certaine manière d'être, et de rattacher à une disposition organique prépondérante nombre d'accidents pathologiques. Tel milieu serait éminemment favorable à l'élaboration de produits morbides déterminés. Lorsqu'on rencontre une affection articulaire, née en dehors de toute intervention générale ou de traumatismes, on pense de suite à une localisation rhumatismale, et l'arthropathie avec ses dérivés répondrait assez à ce qu'en pathologie synthétique on nomme une forme fixe primitive. Il est des sujets chez lesquels la maladie fait balle, dit M. Pidoux. Les manifestations extérieures des maladies, mais les exanthèmes plus spécialement, étaient pour les médecins d'autrefois des couloirs qui donnaient issue aux matières morbifiques. L'économie semblait sous le coup d'un empoisonnement particulier, elle ne recouvrait son intégrité qu'en s'exonérant de l'agent toxique, après une lutte plus ou moins dangereuse. Or, si le mal rhumatismal, je suppose, se répand sur plusieurs points à la fois, l'effort de curation sera abrégé, l'insurrection organique sera peut-être plus bruyante, mais elle laissera des traces moins profondes. Lorsqu'une substance étrangère à l'organisme s'échappe par des voies différentes, elle ne compromet pas la structure des émonctoires; mais, si en vertu d'une affinité elle ne peut s'échapper qu'à grand'peine par un seul appareil d'élimination, l'organe glandulaire en souffrira.

Du reste, si j'ai mentionné les conjectures des anciens, c'est moins pour l'explication inacceptée aujourd'hui d'un fait clinique que pour le fait lui-même que je désirais mettre en relief; pas plus que je ne crois démontrée l'existence d'une sorte d'intoxication, cause génératrice des manifestations symptomatiques et des lésions rhumatismales par les expériences de Richardson, ou les analyses chimiques de plusieurs savants anglais. L'acide lactique circule peut-être en proportion anormale dans le sang, il rend plus acides les sueurs profuses, et l'on voudra croire qu'il détermine chez les chiens des lésions cardiaques et articulaires, mais il n'est pas plus le principe toxique du rhumatisme, que le sulfhydrate d'ammoniaque n'est le poison de la fièvre typhoïde, et les bactéries les agents spécifiques de la variole. Plus sommairement, nous dirons que la circonscription du mal ne serait pas capable de faire rejeter l'idée d'une affection constitutionnelle. Personne ne révoque en doute l'apparition assez commune de paralysies localisées sous l'influence du rhumatisme : leur pathogénie seule est discutée. Les névralgies fournissent des exemples analogues. La tétanie, ou la contracture essentielle des extrémités, est appelée le rhumatisme des enfants; mais elle s'accompagne parfois de gonflement œdémateux autour des jointures, sur le dos de la main, et jusqu'à l'avant-bras. Malgré cette complexité phénoménale, on s'accorde généralement à la rattacher à la diathèse rhumatismale, sans avoir égard au nombre des muscles qui se tétanisent, ni aux épiphénomènes.

De même nous avons décrit certaines habitudes extérieures, engendrées par des mono-arthrites. Mais leur physionomie est loin d'être uniforme, et d'autres observateurs rencontreront, à n'en pas douter, des combinaisons différentes. La cause n'en reste pas moins univoque. Il est vrai que nous préjugeons, en raisonnant ainsi, quel est le terme le plus important de la série. Oui, en aceptant pour vraie la doctrine de Samuel, relativement aux nerfs trophiques, il est aisé de comprendre comment l'arthropathie devient la lésion pivotale. L'irritation du système nerveux trophique a en effet pour symptômes dominants une exagération du travail nutrif, la paralysie un ralentissement des actes du même ordre. D'autre part, toute excitation vive des nerfs centripètes apporte dans la constitution de la substance grise une modification qui en suspend l'activité (Lewison); donc la douleur qu'engendre la maladie articulaire, retentissant sur un cordon médullaire, préparé aux déviations fonctionnelles, sera le point de départ de la macilence des muscles et de la polysarcie sous-cutanée. J'avoue que, malgré la forme syllogistique, la conclusion ne s'impose pas : il faudrait mettre hors de doute

(1) Fleurot, thèse inaugurale.

chacune des propositions que j'ai répétées, et sur cette question les physiologistes les plus éminents sont partagés.

Encore serions-nous forcés d'admettre que ces arthrites bâtardes, plus tenaces que les arthrites rhumatismales gémuines, moins fâcheuses que les arthrites scrofuleuses, chondrites et ostéites caséeuses, comme l'a montré M. Ranvier, — mettent en jeu et exagèrent l'activité morbide de l'organisme, en décidant l'apparition de troubles trophiques des muscles et du pannicule sous-cutané. De même qu'une excitation vive de la peau, une maladie parasitaire détermine de nouvelles poussées éruptives chez un herpétique.

Puisqu'il est reconnu aujourd'hui que des dispositions morbides se circonscrivent à de certains territoires du corps, humain, qu'il y a des sortes de diathèse locale, il semble plus juste de penser, avec mon maître, le professeur Gubler, que des conditions vicieuses, anatomiques ou fonctionnelles antécédentes favorisent la lésion articulaire, bien que celle-ci puisse à son tour aggraver la modalité pathologique. Cette donnée étiologique n'est pas, il faut en convenir, sans obscurité, et le principe morbigène reste inconnu quant à son essence. Aussi, nous ne le comparons point à un corps vulnérant qui ouvre une articulation et provoque une phlegmasie violente. Mais l'influence causale intervient-elle encore d'une manière aussi brutale et évidente dans l'arthropathie blennorrhagique ou pyothémique? Cette relation, que les générations médicales qui nous ont immédiatement précédé ignoraient, nous paraît bien positive.

Eh bien, en vertu d'une disposition, difficile à sagement interpréter, une cause éventuelle, engendre l'arthrite qui doit au milieu où elle se développe, sa gravité, sa physionomie; elle accompagne des dystrophies qu'il était malaisé de soupçonner, elle se prolonge au-delà des prévisions les mieux fondées en apparence. Si la sphère d'activité morbide, *minoris resistentiæ*, est étroite, les modifications harmoniques qui se produisent resteront limitées aux environs de la jointure : ce qui semble être le cas ordinaire. D'autres fois les muscles s'atrophieront au loin, le pannicule sous-cutané s'épaissira dans les mêmes régions, et même les organes auxquels semblent réservées des attributions plus nobles pourront s'amoindrir. Si Pitcairn avait, en 1712, le droit de penser qu'il serait bientôt capable de résoudre ce problème, « étant donné une maladie, indiquer le remède, » l'art de guérir semble beaucoup moins simple de nos jours, par ce que les indications thérapeutiques sont individuelles, jusque dans les maladies dites spécifiques; de même la topographie des altérations nutritives, leur durée, leur intensité, varieront chez des malades différents.

Paris. A. Parent, imprimeur de la Faculté de Médecine, rue Mr-le-Prince, 31.

www.ingramcontent.com/pod-product-compliance
Ingram Content Group UK Ltd.
Pitfield, Milton Keynes, MK11 3LW, UK
UKHW021005220726
13924UKWH00002B/908